LE MAGNÉTISME

DEVANT

LA LOI

PAR

Le Docteur FOVEAU DE COURMELLES

LAURÉAT DE L'ACADÉMIE DE MÉDECINE
LICENCIÉ EN DROIT
LICENCIÉ ÈS-SCIENCES PHYSIQUES
LICENCIÉ ÈS-SCIENCES NATURELLES
RÉDACTEUR SCIENTIFIQUE AU "VOLTAIRE"
VICE-PRÉSIDENT DU CONGRÈS MAGNÉTIQUE INTERNATIONAL DE 1889, ETC.

PRIX : 1 Franc

PARIS
GEORGES CARRÉ, LIBRAIRE-ÉDITEUR
58, rue Saint-André-des-Arts, 58

1890

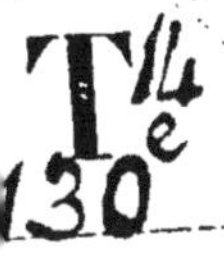

LE MAGNÉTISME
DEVANT LA LOI

OUVRAGES DU MÊME AUTEUR

La Peur, monographie physiologique. (*Science pour tous*, Août 1886.)

La Pauvreté, monographie philosophique. (*Indépendance Luxembourgeoise*, Décembre 1888.)

Propos du Docteur. (*Voltaire*, 1888 et 1889.)

La Vaginite et son traitement, thèse de doctorat de la Faculté de Médecine de Paris. (1 vol. in-8, 104 pages. Jouve, éditeur, Paris, 1888.)

La Sauce, préface et chapitres sur l'alimentation des enfants et les falsifications alimentaires. — **La Cuisine chez soi**, par JENNY TOUZIN. (1 vol. in-8 coquille, 520 pages. Brossier, éditeur. 3 fr. 50.)

SOUS PRESSE :

Les Explosifs *et leur rôle dans les Travaux Publics et l'Agriculture*. (1 vol. in-12, 150 pages, 2 fr. 50.)

EN PRÉPARATION :

Histoires de Bêtes (Causeries zoologiques).

LE MAGNÉTISME

DEVANT

LA LOI

PAR

Le Docteur FOVEAU DE COURMELLES

LAURÉAT DE L'ACADÉMIE DE MÉDECINE
LICENCIÉ EN DROIT
LICENCIÉ ÈS-SCIENCES PHYSIQUES
LICENCIÉ ÈS-SCIENCES NATURELLES
RÉDACTEUR SCIENTIFIQUE AU "VOLTAIRE"
VICE-PRÉSIDENT DU CONGRÈS MAGNÉTIQUE INTERNATIONAL DE 1889, ETC.

PRIX : 1 Franc

PARIS
GEORGES CARRÉ, LIBRAIRE-ÉDITEUR
58, rue Saint-André-des-Arts, 58

1890

LE MAGNÉTISME
DEVANT LA LOI

MÉMOIRE

PRÉSENTÉ AU CONGRÈS MAGNÉTIQUE INTERNATIONAL

tenu à Paris, en la salle de la Société nationale d'Horticulture, rue de Grenelle, du 21 au 28 octobre 1889, par

LE Dr VICTOR FOVEAU DE COURMELLES

Vice-Président du Congrès.

(SÉANCE DU MARDI 22 OCTOBRE 1889)

LE MAGNÉTISME DEVANT LA LOI

Un certain nombre de questions du programme s'occupent des rapports de la médecine et du magnétisme, rapports à modifier pour le plus grand progrès de la science magnétique et sa plus complète utilisation.

Je cite tout d'abord les questions auxquelles je me propose de répondre en ma double qualité de médecin et d'avocat et auxquelles s'en rattachent intimement d'autres que j'essaierai d'élucider :

Le magnétisme et le corps médical. — Y a-t-il toujours eu, au moins depuis Mesmer, des médecins qui ont regardé le magnétisme comme un agent curatif de la plus merveilleuse puissance ? — Pourquoi ces médecins n'ont-ils pas été plus nombreux ?

Pratique professionnelle du magnétisme curatif. — Facilités ou obstacles qu'elle rencontre dans les différents pays. — Rapports avec leurs législations et spécialement en France avec la loi du 19 ventôse an XI. — Est-il désirable que cette loi soit modifiée ? — Que penser d'une loi qui interdirait la pratique du magnétisme à quiconque n'est pas docteur en médecine ou officier de santé ?

LE MAGNÉTISME ET LE CORPS MÉDICAL AU TEMPS DE MESMER

Sous ce titre, il faut en quelque sorte faire l'historique du magnétisme, mais son historique restreint, non aux découvertes, mais aux discussions qu'il a soulevées parmi les médecins. Il est bon de rappeler pour notre édification les luttes que des novateurs hardis ont eu à subir. Il s'est trouvé dans la science officielle des esprits ouverts et larges d'envergure qui ont été les promoteurs du magnétisme. J'ai parfois dans les conférences des magnétiseurs — et j'en ai suivi un grand nombre — entendu émettre cette opinion erronée : « Aucun savant, aucun médecin n'a jamais rien fait pour le magnétisme. » Je me rappelle même qu'une fois j'aurais pris la parole pour démentir l'orateur si je n'avais tenu de lui des billets envoyés au journal où je collaborais à cette époque ; c'était pure courtoisie de me taire, je l'ai fait. Aujourd'hui, dans ce congrès libre et contradictoire, il est nécessaire de rétablir les faits, de faire briller la réalité des découvertes ; tant pis s'il en ressort des vérités pénibles à entendre pour les médecins, comme pour les magnétiseurs. Un peu plus de modestie de part et d'autre nous montrera nos exagérations réciproques et nous mènera à l'entente et à l'accord parfait si nécessaire pour la réussite de notre congrès et dont notre réunion ici même est l'heureux présage.

Si nous rendons à César ce qui appartient à César et à nous ce qui nous appartient, nous verrons qu'à part quelques esprits non scientifiques, imbus d'idées magnétiques restées dans l'ombre, ce fut la science qui ouvrit la voie. A la suite de Paracelse, ce fut Glocénius, Burgraeve, Helinotius, Robert Fludd, le père Kircher, Maxwell qui crurent trouver dans l'aimant les propriétés du principe universel. Mais ce qui domine surtout et encore la question telle qu'elle est aujourd'hui, c'est l'influence d'Antoine Mesmer, docteur médecin de la Faculté de Vienne où en 1766 il soutint pour thèse : *De l'influence des astres, des planètes sur la guérison des maladies.*

Donc le docteur Mesmer — je dis docteur Mesmer intentionnellement et le répéterai souvent encore— fut l'un des premiers médecins qui résolut de chercher un agent thérapeutique dans le magnétisme animal. Sa rencontre en 1774 avec le père Hell, jésuite, professeur d'astronomie, le porta à y adjoindre le magnéisme minéral et les aimants. Son traitement fit merveille. Osterwald, directeur de l'académie des sciences de Munich, atteint de paralysie, et Baüer, professeur de mathématiques, atteint d'une ophtalmie opiniâtre, se déclarèrent guéris. La science officielle ne fut donc pas tout à fait réfractaire à ce nouvel agent de guérison. Et ceci est tellement vrai que le docteur Mesmer à peine arrivé à Paris eut la chance de convertir un des médecins régents de la Faculté de médecine, Deslon, premier médecin du comte d'Artois.

Tout le monde connaît le succès immense qu'eut alors le docteur de la faculté de Vienne, son fameux baquet fit des miracles et ce furent les exagérations où tomba Mesmer, grisé par le succès ; les crises d'hystérie qu'il provoqua ; l'aspect charlatanesque des expériences qui firent tomber la nouvelle science dans le discrédit du corps médical. Si Mesmer avait su rester dans un juste milieu, s'il s'était borné à ce que nous voulons : l'emploi du magnétisme curatif, nous n'aurions probablement pas lieu de nous réunir en 1889, le magnétisme serait non seulement incontestable, mais incontesté. Profitons donc des leçons de nos devanciers, dépouillons notre science de toutes ses inutilités de mauvais aloi, et nous triompherons. Si Mesmer a guéri, il a aussi détraqué ; combien de magnétiseurs, combien de médecins en ont fait autant ?

Le succès grisa Mesmer et le perdit ; la jalousie de ses confrères y entra également pour une large part. L'académicien Deslon, qui voulut faire étudier à ses collègues le nouvel agent, se vit menacé de radiation s'il ne se corrigeait pas. Enfin, en 1784, deux commissions furent nommées ; l'une officielle avec Bailly,

Franklin, Lavoisier ; l'autre officieuse et royale avec Laurent de Jussieu.

Le docteur Mesmer ne croyant qu'à l'influence des crises ne cherchait qu'à les développer et produisait par suite la névrose hystérique. Aussi les savants chargés d'examiner les phénomènes ne virent-ils là que des faits nuisibles par eux-mêmes et par leur spectacle « à cause de cette imitation dont la nature semble nous avoir fait une loi ». Ils attribuèrent tout à l'imagination et Deslon s'était rallié à cette idée : « Si la médecine d'imagination, disait-il, est la meilleure, pourquoi ne ferions-nous pas de la médecine d'imagination ? »

La commission, d[illegible] un rapport secret, sur les dangers du magnétisme, au point de vue des mœurs, cite une réponse affirmative de Deslon au lieutenant de police sur la possibilité d'abuser d'une femme endormie : « Il faut, dit le rapport, rendre justice à ce médecin, qu'il a toujours insisté pour que ses confrères, voués à l'honnêteté par leur état, eussent seuls le droit et le privilège d'exercer le magnétisme. »

La commission royale nia et supprima les faits. Seul, Laurent de Jussieu se sépara de ses collègues et publia un rapport personnel où il émet ses idées magnétiques et la conviction que Mesmer est sur la voie d'une vérité féconde. La science officielle a donc présidé à l'éclosion de nos études, les scissions se sont produites au début sur de véritables dangers dus au mauvais maniement du magnétisme. L'examen a été, comme toujours, prématuré et hâtif, aussi la condamnation était fatale en présence des résultats désastreux obtenus par Mesmer sur le public. Comme tous les novateurs, il errait, il tâtonnait et son expérimentation était souvent noscive.

LES MÉDECINS DEPUIS MESMER

Le docteur Pététin, président perpétuel de la société de Médecine de Lyon, ennemi des idées nouvelles, a relevé cependant, dès 1787, sept cas de catalepsie et de transposition des sens. Puis, un élève du docteur Mesmer, le marquis Armand-Jacques-Marc Chastenet de Puységur, fit courir tous les savants à Buzancy, près de Soissons, où il obtint des miracles. Le docteur Cloquet vit, non plus des crises violentes et de l'hystérie, mais un sommeil calme, paisible, silencieux, réparateur. On peut dire que de là date le magnétisme vrai, efficace et utile. Mesmer avait constaté celui-ci, mais l'avait rejeté. Le savant naturaliste Deleuze fit, en 1813, l'*Histoire critique du Magnétisme animal*, qui résume l'état de la question à cette époque, et rien depuis n'a été écrit de mieux ni de plus complet, malgré les prétendues découvertes que chacun croit faire.

En 1820, le docteur Bertrand, ancien élève de l'École polytechnique, fait un cours public de magnétisme; la science officielle fait en quelque sorte sienne cette question passionnante. Le docteur Husson, à l'Hôtel-Dieu, les docteurs Georget et Rostan, à la Salpétrière, font faire au baron du Potet des expériences dans leurs services hospitaliers, mais on crut les malades, dont le propre est de dire qu'ils ont *fumisté*, selon leur expression, les expérimentateurs.

Le docteur Foissac, en 1825, détermina l'Académie de Médecine à s'occuper de la question, le rapporteur Husson conclut à l'existence du magnétisme.

« Considéré, disent les membres de la commission, comme agent de phénomènes physiologiques ou comme moyen thérapeutique, le magnétisme devrait trouver sa place dans le cadre des connaissances médicales, et par conséquent les médecins seuls devraient en faire ou en surveiller l'emploi.

« La commission a recueilli et communiqué des faits assez importants pour penser que l'Académie devrait encourager les recherches sur le magnétisme, comme une branche très sérieuse de *psychologie et d'histoire naturelle*.

« Ont signé : Bourdois de la Motte, Fouquier, Guéneau de Mussy, Guersant, Itard, J. Leroux, Marc, Thillaye, Husson, *rapporteur*. »

L'Académie, étonnée, ne se prononça pas (Juin 1831).

En 1837, l'Académie, *cherchant le merveilleux et ne l'obtenant pas*, conclut à la non-existence du magnétisme.

C'est alors que le docteur James Braid, chirurgien de Manchester, tua le magnétisme au dire de certains hypnotiseurs d'aujourd'hui. Cependant je trouve à la page 27 du livre de James Braid intitulé *Neurypnologie*, traduction du docteur Simon avec préface de Brown-Séquard, citée par le docteur Ochorowicz dans son ouvrage, la *Suggestion mentale :*

« Pendant longtemps, je crus à l'identité des phénomènes, produits par ma façon d'opérer et par celle des partisans du mesmérisme ; d'après les constatations encore actuelles, je crois tout au moins à l'*analogie* des actions exercées sur le système nerveux. Toutefois, et à en juger d'après ce que les magnétiseurs déclarent produire dans certains cas, il semble y avoir assez de différence pour considérer *l'hypnotisme et le mesmérisme comme deux agents distincts.* »

Braid avait vu les expériences du magnétiseur Lafontaine et il n'était pas aussi Braidiste que le font généralement les partisans de l'hypnotisme à outrance, heureux de se retrancher derrière lui et d'être, comme l'on dit vulgairement, plus royalistes que le roi.

Depuis cette époque les docteurs croyant au magnétisme ou l'exerçant se multiplient de plus en plus. La lutte pour l'existence, la peur de se compromettre près de certains malades ou de leurs confrères les font se tenir dans l'ombre. Si le corps médical n'est pas représenté davantage à notre Congrès il ne faut pas en chercher ailleurs la raison ; citons les travaux des docteurs Viancin, Charpignon, mort récemment médecin des prisons d'Orléans ; Dufour ; les professeurs Lépine, de Lyon, Ochorowicz, de Lemberg ; les docteurs Baréty J. Gérard, Huguet de Vars, Baraduc, Puel... A côté d'eux d'autres savants, bien que non médecins se sont occupés de ces questions : De Rochas, Camille Flammarion, Victor Meunier, Louis Figuier... Les médecins hypnotiseurs sont plus nombreux encore : Charcot, Luys, Bernheim...

LES MÉDECINS ACTUELS

Ils sont légion les médecins qui croient actuellement au magnétisme. Notre congrès en compte un certain nombre et, nous le répétons, s'ils ne sont pas plus nombreux, c'est que beaucoup, adhérents du fond du cœur à nos idées, craignent d'être traités de charlatans par leurs confrères.

Les hypnotiseurs réclament à cor et à cri leur monopole, mais, on l'a vu par l'historique qui précède, ils n'inventent là rien de nouveau ; dès le début les médecins ont tenu à conserver entre leurs mains le nouvel agent thérapeutique. Mesmer lui-même tenait à ne pas divulguer les moyens de provoquer le sommeil somnambulique et il dit : « Depuis que ma méthode de traiter et d'observer les malades a été mise en pratique dans les différentes parties de la France, plusieurs personnes, soit par un zèle imprudent, soit par une vanité déplacée et sans égard pour les réserves et les précautions que j'avais jugées nécessaires, ont donné une publicité prématurée aux effets, et surtout à l'explication de ce sommeil critique ; *je n'ignore pas qu'il en est résulté des abus*, et je vois avec douleur les anciens préjugés revenir à grands pas. »

PETIT NOMBRE DE MÉDECINS MAGNÉTISEURS

Beaucoup de médecins, même croyant au magnétisme ne l'exercent pas. Il y a deux raisons principales pour expliquer cet état de choses. Le médecin a peu ou beaucoup de clients : s'il en a peu — le magnétisme n'étant pas encore absolument dans nos mœurs — il désire en voir augmenter le nombre et ne se compromettra pas à parler d'un agent peu connu ; s'il en a beaucoup, le temps lui manque pour le faire, une consultation de cinq minutes rapporte autant qu'une magnétisation, si longue soit-elle ; en outre, elle est moins fatigante et moins ennuyeuse. Concentrer sa volonté est long et fastidieux, car il faut une volonté calme et soutenue. Ces raisons, dira-t-on, ne font pas honneur au corps médical ; je trouve qu'elles ne lui nuisent en rien. Supprimez la lutte pour l'existence, l'entraînement fatal et le surmenage dès qu'afflue la clientèle ; supprimez par des méthodes scientifiques l'apparence charlatanesque du magnétisme, et vous verrez rapidement tous les médecins devenir magnétiseurs. Le succès de l'hypnotisme a été dû à sa méthode rigoureuse et rapide, à la substitution de l'appareil à l'agent humain. Nous voulons vivre et vivre vite à notre siècle de vapeur et d'électricité. Partout l'homme tend à être remplacé par la machine. Le cerveau intelligent et meublé se refuse à être outil, instrument de travail ; il veut être la tête qui dirige. Dans la magnétisation, il est passif, ne doit penser qu'à une chose, au résultat à accomplir, il se donne et se fatigue. Il exigera donc un prix élevé ; alors il cesse d'être d'un usage courant et applicable à tous. C'est un objet de luxe que seul le petit nombre pourra s'offrir. Le grand médecin, à clients riches, en dédaignera l'emploi ; le petit médecin n'y trouverait pas dans sa clientèle pauvre la rémunération suffisante de ses dépenses antérieures et de ses efforts. Il faut donc créer une classe spéciale de personnes, exclusivement vouées à l'art magnétique, nous arrivons ainsi à la pratique professionnelle du magnétisme curatif. *(Applaudissements.)*

PRATIQUE PROFESSIONNELLE DU MAGNÉTISME CURATIF

Pour exercer le magnétisme, il faut satisfaire à des conditions d'ordre matériel et d'ordre moral. Il faut un corps sain et une âme saine. La santé et la maladie sont contagieuses au même titre et très probablement avec la même intensité. Ce sentiment est irraisonné et naturel en nous, l'aspect des maladies nous attriste et nous éloigne, et, ce n'est que par l'éducation que nous arrivons au dévouement. L'aspect d'une personne bien portante, alerte, à figure épanouie, nous plaît et nous est sympathique. Certaines personnes semblent laisser échapper d'elle un parfum de santé ; elles semblent dégager une atmosphère de force et d'énergie dont on s'imprègne à leur contact; c'est ce qui explique le succès de jeunes filles ayant la « beauté du diable », c'est-à-dire la jeunessse et la fraîcheur, sans grâce ni esprit. Du même sentiment naissent les mariages ou les unions dissemblables, la jeune fille et le vieillard, la vieille femme et le jeune homme. L'un cherche un appui moral, l'autre la force.

Tout est contagieux ici bas. Matière ou esprit, tout est soumis à cette loi. Un diapason en mouvement en fait vibrer un autre ; une cartouche de dynamite qui explose en fait détoner une voisine; un cheval qui tombe en fait buter un autre... et tout cela sans raison apparente. Nous sommes des atomes de matière qu'unit une force invisible, la cohésion et les intervalles qui séparent ces atomes sont vides ou remplis de fluide. Qu'est-ce que le fluide, dira-t-on? A cela je répondrai : Qu'est-ce que l'électricité? Nous ne connaissons pas l'essence de celle-ci et nous ne la nions pas, pourquoi agir différemment avec l'autre. Nous traiter de *gens fous ou de mauvaise foi*, comme le font nos adversaires pour nier l'agent magnétique, est *ridicule et odieux*; qu'ils nous répondent par des faits, nous discuterons.

« Tout être vivant, dit Jussieu, dans le rapport dont nous avons parlé plus haut, est un véritable corps électrique constamment imprégné de ce principe actif, mais non pas toujours en même proportion. Les uns ont plus, les autres moins... Dès lors, on conçoit qu'il doit être poussé au dehors par les uns et attiré ou repompé avidement par les autres; que le voisinage de celui dans lequel il abonde est profitable à celui qui en manque. La cohabitation de l'enfant avec le vieillard est utile à celui-ci et nuisible à celui-là. Les végétaux errants rapprochés en pépinière, sont vigoureux et frais; mais voisins d'un grand arbre, ils se dessèchent et dépérissent. » *(Applaudissements.)*

Cette apparente digression en faveur de la contagion universelle nous ramène à notre sujet, à l'état du magnétiseur qui, sous le prétexte de guérir, ne doit gangrener personne, pas plus au physique qu'au moral. Il doit être absolument sain. Cette condition n'est évidemment pas incompatible avec la science ; cependant, il arrive parfois que le travail cérébral exagéré n'a pu l'être qu'aux dépens du corps et qu'un médecin pourra être un mauvais magnétiseur. Si le corps est faible, la volonté pourra être néanmoins très énergique, très soutenue — c'est le résultat du travail intellectuel prolongé — et cela compensera largement la débilité du corps. On ne peut donc pas poser là de règles absolues; mais on voit la complexité de la question.

En outre le moral devra être sain. Cette condition est au moins aussi essentielle que la bonne santé du corps. Il importe de ne pas faire du magnétisme une arme nuisible comme il l'a été parfois.

Ces idées, en l'état actuel des choses, ne président que faiblement à la formation du corps militant des magnétiseurs. Bien souvent ces derniers ne se sont occupés tout d'abord de magnétisme que comme amateurs ; ils ont obtenu quelques succès... de salon avec des effets fantastiques et effrayants — ce que je leur reproche de chercher le plus souvent — puis, un beau jour, dégoûtés de leur véritable position, ils se sont érigés magnétiseurs. L'un était tailleur, l'autre journaliste, un troisième serrurier..., que sais-je? Du jour au lendemain, ils vont manier les cerveaux humains, l'équilibre intellectuel et le libre arbitre de leurs sujets, sans rien connaître de notre complexe appareil cérébral. C'est, il me semble, trop de présomption. « Nous renions, me disait un jour un magnétiseur, la compétence des médecins et ceux-ci nient la nôtre. » Qui a tort? qui a raison ? Un apprenti magnétiseur peut-il en savoir autant qu'un maître en la matière ? Quelqu'un qui n'a jamais vu notre structure peut-il en connaître les ressorts comme celui qui l'a disséquée maintes et maintes fois ?

Le magnétisme curatif — c'est de celui-là seul dont nous devons nous occuper — n'exige pas, dira-t-on beaucoup de connaissances techniques. Pour faire des passes, il n'est pas nécessaire d'être bien savant. C'est possible dans l'état ordinaire des sujets, mais s'il se présente des complications, si, mal dirigé, votre argent provoque des crises hystériformes, que ferez-vous ? Si votre sujet devient aliéné, quelle sera votre responsabilité ? Responsabilité morale énorme vis-à-vis de votre conscience, mais nulle comme sanction. A l'heure actuelle, à part le mépris, bien atténué d'ailleurs, du corps médical — et il vous est léger, — vous avez tous les avantages du médecin sans les inconvénients. Le magnétiseur est libre, il n'est tenu à aucun décorum, il ne paie pas patente, il n'a aucune responsabilité, il n'a fait aucune dépense pour son instruction, il est attiré dans les salons, il est adulté, fêté... que sais-je ? Certes, c'est là une position digne d'envie. Certains meurent de faim, direz-vous. C'est possible, mais quelle est la position où cela n'arrive pas ?

Je soumets toutes ces idées à votre saine appréciation. J'aurais peut-être dû les entourer d'une autre forme, plus élégante, plus grâcieuse, mais vous en pardonnerez j'en suis sûr, la forme un peu brève en faveur de l'intention, et si celle-ci n'était pas bonne, je n'appartiendrai pas à votre Congrès. Continuons, si vous le voulez bien.

Quelles sont les réformes possibles ?

Mon excellent confrère et ami J. Gérard — qui fut longtemps magnétiseur avant de se vouer exclusivement à la médecine et qui a donc près de nous toute l'autorité et la compétence voulues — nous la signale : Il faudrait fonder une école de magnétisme. On exigerait à l'entrée certaines connaissances élémentaires, on y ferait quelques études anatomiques, on étudierait le caractère moral et l'attitude énergique ou non des candidats magnétiseurs, on leur apprendrait le massage, l'électrisation, on leur ferait subir un examen de sortie ; et leur diplôme délivré, ils se livreraient, s'ils le voulaient à l'exercice de la magnétothérapie. On ferait pour ceux déjà connus ce que la loi du 19 ventose an XI relative à l'exercice de la médecine a fait pour les médecins non diplômés et exerçant depuis dix ans, on consacrerait leurs droits acquis.

FACILITÉS OU OBSTACLES QUE LA PRATIQUE PROFESSIONNELLE RENCONTRE DANS LES DIFFÉRENTS PAYS

J'ignore ce que l'on fait à l'étranger, je sais seulement que l'on a prohibé çà et là les expériences publiques, qui n'ont d'ailleurs rien de commun avec le magnétisme curatif et qui se rapprochent le plus souvent de l'hypnotisme, avec ses phénomènes terrifiants et étranges, les seuls que beaucoup de médecins aient encore recherchés !

En France, les obstacles sont plus apparents que

réels. Les médecins crient que c'est une attaque à leur monopole, mais les magnétiseurs n'en font ni plus ni moins.

D'ailleurs le nombre des médecins qui crient est peu nombreux, il s'agit de quelques êtres petits, rachitiques, envieux, rageurs, difformes de corps et d'esprit *(Applaudissements.)* qui veulent de l'hypnotisme se faire un marche pied. Ils ignorent les méthodes, mais peu leur importe, faire du bruit, c'est se faire de la réclame. Quant aux autres, forts de leur science, de leur honorabilité et de leur énergie, ils sont d'une tolérance parfaite ; ils trouvent qu'au soleil, il y a place pour tout le monde.

Cependant il y a des abus, signalons les : le massage est le cousin du magnétisme, — car je lui attribue une action physique et une autre que j'appellerai dynamique, faute de savoir la désigner autrement, — c'est une chose salutaire. Eh bien, faute de connaissances suffisantes, il est arrivé que des rebouteurs ont massé des fractures croyant à une simple entorse et ont produit des déformations incurables des membres. Ces masseurs maladroits ont été condamnés à juste titre.

On a également poursuivi des magnétiseurs, des somnambules et même des médecins qui les couvraient de leurs diplômes. On considérait alors ceux-ci non comme complices (car en matière de contravention il n'y a pas de complicité) mais comme co-auteurs de la contravention. C'est ainsi qu'à propos de l'officier de santé Depoult qui assistait aux consultations données par la somnambule d'un magnétiseur et se bornait à signer des ordonnances qu'il écrivait sous la dictée de ceux-ci, la Cour de Cassation du 17 décembre 1859 a déclaré...., « On objecterait en vain que celui qui est revêtu du titre d'officier de santé ne peut être considéré comme co-auteur d'un délit qui consiste à avoir exercé la médecine sans titre, qu'en effet le diplôme ne donne à l'officier de santé que le droit d'exercer pour lui-même, d'après son propre examen, son contrôle; que s'il ne juge, ni ne prescrit, s'il abdique complètement, si sa présence n'est plus qu'un artifice, et s'il se borne à couvrir de son nom et de sa signature, la pratique illégale d'un tiers, il est par une participation solidaire, le coopérateur de celui-ci et l'un des auteurs de la violation de la loi..... »

Dans une affaire analogue le Tribunal de Provins a condamné l'officier de santé Fayolle pour exercice illégal de la médecine. Dans tous les cas il ressort clairement de ces considérations que les passes curatives, les impositions des mains n'ont que peu ou point été poursuivies ; et encore ne l'auraient-elles pas été si un médecin de sa propre initiative les eût prescrites. Dans cette dernière hypothèse on ne peut reprocher au médecin d'abandonner son libre arbitre puisque lui-même fait sa prescription et en surveille l'emploi. Il ne couvre aucun délit et on ne peut que le louer de recourir à tous les dévouements, d'où qu'ils viennent.

Quant aux expériences publiques, la France — ou ses gouvernants actuels, ce qui n'est pas la même chose, — s'y montre hostile. N'oublions pas que ce sont elles et leurs ravages qui ont perdu Mesmer et ont jeté sur notre cause un discrédit que nous ne parviendrons pas de longtemps à lui enlever complètement. Elles ont forcé la science officielle à s'occuper du magnétisme et même elle en arrive à y croire. Tenons nous en là et utilisons maintenant les connaissances que des tâtonnements nombreux nous ont fait acquérir ; et puis je défie bien de me prouver que les troubles d'aliénation momentanée obtenus dans les séances publiques fassent penser qu'on en puisse tirer quelque chose de bon. C'est probablement pour toutes ces raisons que les villes de Bordeaux, de Marseille, de Poitiers, et de Paris depuis quelques jours, ont interdit ces séances qui se rapprochent, nous le répétons, plus de l'hypnotisme que du magnétisme, et surtout n'ont rien de curatif : au contraire !

RAPPORTS AVEC LEURS LÉGISLATIONS, SPÉCIALEMENT EN FRANCE AVEC LA LOI DU 19 VENTÔSE AN XI

Je ne puis faire ici un cours de législation comparée, ne connaissant que nos lois françaises, mais j'espère que des collègues étrangers voudront bien élucider cette partie de la question quant à ce qui les concerne ; je me bornerai donc à étudier la loi du 19 ventôse an XI. Cette loi ne parle nullement du magnétisme, et pour cause, car il ne comptait pas alors. Elle consacre les droits acquis des médecins, exerçant depuis dix ans sans diplôme. Elle parle d'amende, puis de prison en cas de récidive pour exercice illégal de la médecine.

Mais ici se pose une question embarrassante : Où commence la médecine ? où finit-elle ? Cela peut paraître très simple de prime abord, mais il n'en est plus de même quand on pénètre dans la réalité des faits. Tout ce qui pénètre et touche notre corps est du domaine de la médecine, puisqu'il peut y avoir une influence quelconque sur la santé ou sur la maladie. La cuisine, les bains, l'état des rues.... sont du ressort de l'art de guérir, mais les médecins ne peuvent tout faire ni tout connaître. Ils sont obligés, comme tous les êtres de se soumettre à la grande loi de la division du travail. Cependant leur avis est important à connaître dans bien des cas. Mais de là à l'exagération qui les rendra toujours indispensable, il y a loin et cela mènerait à des conclusions ridicules.

La médecine croit au sommeil hypnotique, à la suggestion, mais elle nie — au moins la médecine actuelle des Écoles et des Académies, en tant que corps savants, car leurs membres sont parfois de notre avis dans leur for intérieur — l'action efficace des passes magnétiques. Elle ne pourra donc exiger la prohibition absolue de celles-ci qu'après *sa conversion* car on ne peut pas proscrire ce qui n'existe pas *(Applaudissements.)*, à moins cependant d'une imagination fertile punissant l'intention même de guérir ! Seul ce qui nuit ou peut nuire doit l'être et l'action légale se bornera donc à l'interdiction des séances publiques. Dans ce dernier cas, on pourra alléguer que c'est une atteinte à la liberté, mais il ne faut pas oublier que la liberté est limitée par l'intérêt d'autrui, lequel doit être protégé par les autorités constituées. Cette protection n'est *possible et efficace que pour ce qui est extérieur et public*, et *ne peut l'être* chez les personnes et à leur domicile.

N'y a-t-il pas encore le magnétisme naturel, impossible même à reconnaître? Les affections, l'amitié, l'amour,... dégagent autour d'elles des courants de sympathie qui rentrent dans notre ordre d'idées, qui parfois accomplissent des miracles au chevet des moribonds, lesquels sous cette influence reviennent à la vie. Toutes les lois seront impuissantes à atteindre ces actions bienfaisantes.

EST-IL DÉSIRABLE QUE LA LOI DU 19 VENTÔSE AN XI SOIT MODIFIÉE?

Cette loi doit être modifiée à tous les points de vue. Elle doit assimiler les magnétiseurs à suivre une école *ad hoc*, leur faire délivrer un diplôme, les rendre responsables de leurs erreurs *manifestement contraires à la science* comme les médecins, mais ici, il ne s'agira que des connaissances magnétiques. Cette loi a mené à cette exigence absurde qu'un médecin diplômé ne peut exercer gratuitement la médecine sans payer patente, sous peine d'être poursuivi pour exercice illégal de la médecine. Il est vrai que sous le masque de la gratuité pourrait se cacher la vénalité, mais cette exigence n'en est pas moins arbitraire. Comme elle existe, il faudrait légalement l'appliquer aux magnétiseurs, car il n'y a pas de raison de favoriser les uns plutôt que les autres.

En outre les modifications de cette loi puisant leur utilité dans l'influence considérable que prend le magnétiseur sur le magnétisé, influence d'autant plus grande qu'il aura fallu ou qu'on sera naturellement arrivé au sommeil. Cet état permet la suggestion, l'imposition de sa volonté à autrui..... Il met donc un sujet — c'est tout au moins l'opinion de la science officielle — sous la dépendance absolue, arbitraire d'un homme et il importe que la moralité de cet homme soit irréprochable. En somme, suivant cette parole de l'Evangile : « L'esprit est prompt mais la chair est faible », il est nécessaire d'aider à l'honorabilité en l'imposant, c'est-à-dire en lui aidant par une sanction terrible. La loi a formulé la pénalité des travaux forcés à temps pour le médecin qui prête son concours à des procédés malthusiens, tandis qu'elle ne punit que d'emprisonnement le profane qui s'y livre. Il n'y a là qu'une injustice apparente, on doit être puni par où l'on a pêché et il faut punir l'individu en raison du rang qu'il occupe dans la société ; son exemple profitant d'autant mieux à ceux qui seraient tentés de l'imiter. *(Applaudissements.)*

On établira donc des pénalités considérables pour tout magnétiseur ou tout médecin qui aurait usé du magnétisme curatif pour donner une suggestion criminelle, capter une succession..... Le législateur devrait même en pareil cas repousser toute circonstance atténuante et appliquer le maximum de la peine. On ne peut admettre en effet l'absence de la préméditation dans l'emploi continu et répété d'une arme dont le possesseur connaît tous les dangers, et à l'exercice de laquelle il est exercé et rompu.

Quelles seraient les pénalités à établir ? On ne peut

poser là rien d'absolu, d'autant plus que les moyens de reconnaître la faute, le délit ou le crime ne sont pas encore des plus pratiques. Ce serait à une assemblée de légistes, de médecins et de magnétiseurs qu'il appartiendrait d'élaborer un projet de loi à soumettre aux votes des Chambres. Cependant on peut affirmer *a priori* qu'en présence des conséquences redoutables que sont susceptibles de présenter l'emploi du magnétisme, la science que doivent avoir ceux qui l'exerçent, les pénalités, toutes choses étant égales d'ailleurs, seraient aussi graves que possibles. *(Applaudissements.)*

Enfin, une modification importante à la loi existante serait de forcer le médecin à assister à quelques magnétisations curatives quand besoin serait et à prévenir par une sorte de vaccination, les suggestions noscives ou attentatoires à la liberté individuelle, par d'autres, contraires. Ce serait là, il semble une atteinte à la personne du magnétiseur, mais justifiée largement par l'importance de la question. N'en est-il pas d'ailleurs de même pour le médecin et le pharmacien ? Si le médecin se trompe de dose dans un médicament dangereux il est responsable, et le pharmacien aussi ; souvent ce dernier est condamné à une peine plus forte, car il opère dans le silence du laboratoire, loin des questions de la famille, de la vue du malade..., et par conséquent, loin des distractions qui assaillent le premier.

Deux contrôles valent mieux qu'un quand il s'agit de la santé publique ; deux honorabilités valent mieux qu'une ; et même, lorsqu'en ces matières des mesures paraissent vexatoires, il faut les subir, persuadé qu'elles ont pour but l'intérêt général.

QUE PENSER D'UNE LOI QUI INTERDIRAIT LA PRATIQUE DU MAGNÉTISME A QUICONQUE N'EST PAS DOCTEUR EN MÉDECINE OU OFFICIER DE SANTÉ?

D'après tout ce qui précède, nous sommes en droit de conclure que toute loi faite en dehors des bases que nous avons posées, serait absurde et inique ; mais ce que cette loi nouvelle pourrait faire, c'est d'exiger la délivrance du magnétisme sur ordonnance médicale, au même titre qu'elle l'exige pour tout médicament dangereux. Cette mesure — bien que difficile dans son exécution — régulariserait la pratique du magnétisme curatif et donnerait au magnétiseur comme au malade une garantie scientifique dans l'autorité médicale.

Dans tous les cas, les choses ne peuvent rester en l'état. Dans l'intérêt de tous, du malade, du médecin et du magnétiseur, il faut une loi qui les protège. Etant donné le recrutement actuel des magnétiseurs, il s'en trouve d'ignorants à côté de maîtres dans l'art de guérir, et il importe que cela ne subsiste pas. Il faut donc une loi qui force toutes les personnes ayant en mains la santé de leurs semblables à offrir des garanties scientifiques et morales. Ces conclusions mènent directement soit à l'assimilation naturelle du magnétisme et de la médecine et leur concentration dans les mêmes mains, soit — ce qui est infiniment préférable — à la décentralisation, mais aussi à la régularisation de la pratique du magnétisme curatif. *(Applaudissements.)*

LE MAGNÉTISME ET LA MÉDECINE LÉGALE

Les difficultés qui assailleront le législateur en présence du mauvais emploi du magnétisme seront des plus considérables même en supposant la matière bien et dûment réglementée. Il ne s'agit plus maintenant du magnétisme curatif, mais de ses aberrations si je puis m'exprimer ainsi ; et cherchant à l'éclairer d'un jour nouveau, nous devons nous en écarter quelque peu pour ne pas être par trop incomplet. Supposons un délit, un crime commis, en admettant comme possible la suppression du libre arbitre sur laquelle je fais des réserves que je développerai plus loin. Le prévenu invoque la suggestion : comment vérifier la véracité de son assertion ?

Ici surgissent des hésitations sans nombre. Le sujet est-il hypnotisable ? le sujet a-t-il été hypnotisé ? Telles sont les premières questions à résoudre. Quand je dis hypnotisé, je veux dire endormi par un procédé quelconque, contemplation d'un objet brillant, regard ou passes, peu m'importe. Pour la première question il faudra, pour l'élucider, chercher à endormir le sujet. Le sujet a été endormi déjà et on pourra renouveler l'expérience... à moins que le magnétiseur ne lui ait défendu de se laisser endormir de nouveau.

Le sujet n'a pas été hypnotisé, il est hypnotisable ou il ne l'est pas. S'il est hypnotisable, cela ne prouvera rien ; cependant il pourra dire que jamais il ne s'est trouvé dans ce cas ; ce serait faire rejeter l'hypothèse de la suggestion.

Le sujet n'est pas hypnotisable, cela prouve qu'il en doit être comme dans les cas précédents. sous toute réserve d'une suggestion en vue de ne jamais plus se laisser endormir.

Ainsi les affirmations du sujet endormi ou semblant l'être, sa résistance, et la suggestion personnelle ou d'une personne quelconque jouent un grand rôle.

Les dires de la victime, s'il n'y a pas eu de mort, n'ont qu'une importance secondaire, car le somnambulisme lucide et la veille ont tellement de ressemblance pour le vulgaire — voire pour les savants — qu'il sera excessivement facile de s'y méprendre. Cependant, et c'est là une importante découverte du commandant A. de Rochas (1), il faudra tenir compte de l'état du sujet en période de suggestion, s'il est *anesthésique*, c'est-à-dire insensible sur toute la totalité du corps. La victime aura donc pu remarquer qu'ayant essayé de se défendre, son voleur ou son assassin ne semblait nullement ressentir ses coups. Les blessures saignent à peine et le sujet ressemble à un Aïssaoua. Ce n'est plus cette fois le fanatisme religieux qui l'a transformé, mais la volonté d'un autre qui s'est fixée au lieu et place de la sienne.

L'aspect extérieur du sujet est également particulier, le sujet est raide et guindé ; il marche comme un automate, droit devant lui et ne semblant voir

(1) *Forces non définies*. Un vol. in-8°, Masson, éditeur.

aucun obstacle. Cette attitude a été remarquablement décrite par Jules Claretie dans son livre *Jean Mornas*, pour lequel il s'était inspiré des expériences de la Salpêtrière. Après l'exécution, le sujet tombe évanoui ou respire profondément, il se sent alors débarrassé d'un lourd fardeau, et ne se souvient plus de l'acte accompli : son système de défense sera la dénégation absolue. Les affirmations de l'entourage du sujet ne sont pas non plus à dédaigner ; en effet, dans les moments — parfois pendant plusieurs jours — qui précèdent l'accomplissement de l'acte, le suggestionné devient subitement maussade, irritable, taciturne et on n'en peut rien tirer ou à peu près. Je l'ai maintes fois constaté sur les malades des hôpitaux.

La question se simplifie donc quelque peu, grâce à ces éléments adjuvants et elle est moins compliquée qu'elle ne semblait l'être de prime abord. Cependant comme elle exige des connaissances spéciales, nous verrons probablement dans l'avenir des médecins ou magnétiseurs experts près des Tribunaux en vue des éventualités hypnotiques,

La part de responsabilité du sujet pourra être ainsi dégagée en tout ou partie. Néanmoins la part qui lui incombe ne subsiste pas également pour le magnétisme et l'hypnotisme. Pour ce dernier agent, le sujet est toujours libre de regarder ou de ne pas regarder l'agent physique qui doit l'endormir, il est donc coupable s'il abdique sa volonté sans cause utile et indispensable.

Pour le magnétisme, des passes faites sur un organe malade en vue de diminuer la douleur, peuvent amener l'engourdissement de celle-ci, et arriver parfois peu à peu à celui du corps tout entier. Les personnes, soumises à des névralgies ou autres maladies périodiques, pourront atteindre ce résultat par entraînement au bout de quelques magnétisations ; ce sommeil accidentel rend nécessaire le contrôle du médecin.

Quant aux trois états de l'hypnotisme : léthargie ou insensibilité générale avec hyperexcitabilité neuromusculaire, catalepsie et conservation indéfinie des attitudes, somnambulisme et suggestion, ils ne se trouveront que rarement dans le magnétisme curatif, cependant il en faut connaître les rapports avec les éventualités possibles.

Dans la léthargie et la catalepsie, les sujets n'ont aucune conscience, bien que quelques-uns affirment en avoir une obtuse, laquelle a parfois transformé — à la suite d'actes perçus et dont le souvenir n'est pas resté — leur sympathie pour des personnes en antipathie ou réciproquement. Les sujets ne peuvent qu'être victimes dans ces états, sauf le cas de catalepsie où les sujets par l'instinct d'imitation qu'ils ont au plus haut degré peuvent voler dans un appartement, voire poignarder une personne endormie... Ces hypnotisés dans ces états peuvent être volés, violés, empoisonnés impunément..... Heureusement que ces phases du sommeil sont des plus rares chez les personnes soumises au magnétisme curatif, et là, je le répète, elles ne sont que l'extrême exception. C'est encore une raison militant en faveur de l'agent que nous préconisons.

Le somnambulisme est obtenu souvent dans le magnétisme et l'hypnotisme ; plus souvent pour ce dernier, ce qui mène à l'entraînement et à l'abolition progressive de la volonté sous l'influence de suggestions répétées. Cette action ne sera jamais recherchée et bien rarement obtenue par le magnétisme curatif. On a souvent parlé de la lucidité dans le but de prescrire ce qui convenait à l'organisme du sujet, voire à d'autres personnes. Nous avons vu plus haut ce que pensait, à cet égard, la Cour de Cassation, et d'ailleurs, si tant est que cette faculté existe, elle est, de l'aveu même des personnes de bonne foi qui la reconnaissent, tellement inconstante qu'on ne peut l'utiliser. Au point de vue qui nous occupe actuellement, il y aura à rechercher la suggestion et nous avons traité des moyens, souvent infidèles, de la découvrir. Quant à celle dont le sujet est victime, et si mort s'en suit, comme dans les suicides, toute vérification devient plus que difficile. Les raisons ou les motifs de cet acte sont impossibles à trouver : tel qui paraît heureux ne l'étant pas ou réciproquement.

Il resterait à parler de la suggestion inapparente, de la suggestion mentale que peut utiliser le magnétisme curatif et qui est tout aussi nié que lui par la science officielle. Mais la médecine légale est là plus impuissante que jamais. Elle n'est d'ailleurs qu'un tissu d'hypothèses ne donnant le plus souvent que des probabilités, bien rarement des certitudes. *(Applaudissements.)*

SIMULATION ET SUGGESTION. LEUR VALEUR

Dans tout ce qui précède nous avons supposé les sujets de bonne foi, mais il importe au magnétiseur expert, — je ne désespère pas, je le répéte, de voir bientôt cette classe intéressante accréditée près de nos tribunaux, — de savoir reconnaître les caractères de la simulation. Notre Congrès, le premier du genre, doit laisser des traces dans l'avenir. Il servira probablement de base aux congrès futurs, il nous faut donc, sinon traiter, au moins effleurer tous les sujets.

J'ai cru longtemps cette question de jonglerie magnétique relativement facile à élucider, mais les expériences des Aïssaouas algériens à l'Exposition, celle de G. d'Avilly, dit l'*Aïssaoua parisien*, à la salle des Capucines, m'ont montré quelle insensibilité à la douleur peuvent acquérir certains sujets sous l'influence du fanatisme ou de la volonté. Il en existe qui sont anesthésiques à l'état de veille, sur toute une moitié du corps. L'anesthésie, qui semblait être le propre de l'individu endormi magnétiquement ou hypnotiquement, n'est donc nullement une des caractérisques du sommeil. Si l'automagnétisation la produit, comment s'y reconnaître? L'autosuggestion la doit également amener.

Pour admettre la criminalité possible et surtout la dévoiler, il faudrait des critériums, des preuves palpables; là encore, la médecine légale se montre ce qu'elle est, c'est-à-dire impuissante la plupart du temps. Je défie nos plus grands légistes d'élaborer le moins du monde les questions ardues que je vais soumettre au Congrès et sur lesquelles il importe de jeter le plus de lumière possible.

Les hystériques et les névropathes, sujets les plus sensibles au magnétisme comme à l'hypnotisme, peuplent le monde des villes, lesquelles se trouvent être ainsi, en quelque sorte un vaste hôpital. Tout le monde connaît leur penchant à mentir, à se mettre en vue par tous les moyens. Leurs amitiés ou leurs haines sont portées à l'extrême, le tout sans aucun motif. Leurs organes, leurs affections, leur intelligence, leurs goûts, tout est perturbé. Elles feraient monter un innocent sur l'échafaud. Je n'insisterai pas sur toutes les histoires où elles ont joué un rôle néfaste et qui sont dans tous les manuels de médecine légale à l'usage des étudiants. Mais ce qu'il importe de savoir, c'est l'influence désastreuse que leurs affirmations d'avoir *fumisté*, — comme elles disent, — ont eu sur le magnétisme. Les sujets après avoir dormi, jurent leurs grands Dieux qu'il n'en est rien et qu'elles se sont moquées de l'expérimentateur. Aussi ont-elles été crues longtemps de la science officielle et ont-elles fait bafouer les magnétiseurs.

Aujourd'hui cette névrose est mieux connue, mais elle mène parfois le sujet qui dort ou peut dormir à faire semblant d'être plongé en cet état. Comment alors distinguer la vérité de l'erreur, la réalité de la simulation? Cela est indispensable pour dégager la part réelle de responsabilité qui incombe à l'hystérique. Pour cela il y a bien les prétendus procédés scientifiques, ingénieux il est vrai, basés sur les modifications respiratoires et circulatoires, mais que l'entraînement et la volonté des sujets arrivent à supprimer. La médecine fait de ce névrosé un être à part, irresponsable. Irresponsable c'est bientôt dit. On met de nos jours cette théorie trop fréquemment en usage, et pour peu qu'on simule l'hystérie on a le droit de tout faire. Une femme a volé à une devanture de magasin : impulsion irrésistible ; une autre a trompé son mari : suggestion... Que sais-je ? C'est trop commode et la facilité d'assister aux séances publiques initiera les partisans de cette théorie fantaisiste à ce qu'il faut faire pour s'en servir.

La volonté est supprimée, dit-on : la science officielle surtout est de cet avis. Sur quoi fonde-t-elle son affirmation *ex cathedra* ? Sur ce qu'elle fait faire aux sujets des hôpitaux. Belle raison, ma foi ! On se sert pour les expériences de piliers d'hospices à mœurs déplorables, nourris et engraissés pour l'usage hypnotique, payés en sus avec sorties fréquentes et le droit de faire ce qui leur plaît dans les salles, voire de faire renvoyer les malades qui leur déplaisent et de brouiller maître et élèves. Aussi parfois les bonnes femmes en question poussent la condescendance jusqu'à montrer aux élèves du service — qui pour elles sont une quantité négligeable — ce que l'on peut faire à l'état de veille, et je vous jure que cela ressemble à s'y méprendre aux phénomènes du sommeil. *(Applaudissements.)*

On les prend s'exerçant à garder les attitudes, à conserver les contractures et les raideurs cadavériques. On leur fait commettre des crimes imaginaires et elles les exécutent ; leur volonté a-t-elle disparu ? Je ne le pense pas, il leur reste une conscience — *inconsciente* peut-être et dont certatns sujets accusent l'existence — qui leur permet d'accomplir l'assassinat commandé avec un *couteau de papier.* On leur fait offrir un verre d'eau ou de bière qu'on dit empoisonnée. Ces hystériques accompliraient-elles encore un acte réel que cela ne prouverait rien, elles savent l'acte ordonné par le maître et par conséquent toute responsabilité endossée par lui. Et quand on voit les médecins des hôpitaux donner à leurs sujets la suggestion de ne pas se laisser endormir par d'autres personnes, et que ces sujets dorment aux séances des magnétiseurs, quelle confiance voulez-vous accorder à leurs affirmations?... Dans ces conditions rien n'est probant, et la question se montre d'une complexité navrante. On ne pourrait l'élucider, à mon avis, qu'en ordonnant au sujet de se tuer lui-même ; nul ne fera, bien entendu, l'expérience, ou s'il la fait ne s'en vantera pas ; il n'y a donc aucune lumière à espérer de ce côté-là. Je n'insiste pas d'ailleurs sur cette question du magnétisme ou plutôt de l'hypnotisme au point de vue du libre arbître, de la conscience, M. l'abbé de Meissas, docteur en théologie, devant la traiter lui-même.

Cependant je ne puis résister encore au désir de vous donner des faits contraires à l'existence de la suggestion. Le procès de Donato avec son sujet Lucile ; l'abandon, par leurs sujets, des magnétiseurs les ayant éduqués, pour d'autres payant mieux, me paraissent concluants et me portent à repousser l'exécution de toute suggestion contraire aux intérêts et aux habitudes des sujets. En résumé, on peut diviser la suggestion en *thérapeutique* et *criminelle*. Celle-ci est encore très problématique, et lorsqu'elle est essayée elle amène une crise hystérique plutôt que le consentement. Souvent l'absence de consentement n'est qu'apparente, et le sujet n'a ainsi pour but que de se rendre *intéressant !* Celle-là existe, parce que le malade veut guérir, qu'il croit à la possibilité de sa guérison, qu'il a confiance et qu'il s'abandonne *volontairement*.

Mais, direz-vous, vous avez semblé promettre des moyens d'élucider la question de la simulation et vous l'embrouillez plaisir. Peut-être ; comment voulez-vous la reconnaître sinon par le résultat sur l'organisme des guérisons imprévues ou des maladies survenues inopinément sur des ordres donnés ou à la suite de passes curatives. Qu'une tumeur disparaisse, qu'une paralysie cède et le fait indéniable s'imposera ; et peut-être aussi trouverons-nous bientôt un appareil enregistreur, aiguille aimantée, nerf ou muscle de grenouille..... que sais-je ? Les moyens magnétiques sans sommeil ont plus fait dans ce sens que toutes les hypnoses possibles. Il faut donc rejeter les phénomènes de sensibilité cutanée qui n'offrent de présomptions sérieuses de non simulation que dans des cas restreints et s'en tenir aux guérisons obtenues par les manœuvres faites dans le calme et le silence du cabinet et n'ayant rien de commun avec toutes les expériences faites en vue de convaincre un public avide d'émotions et de merveilleux.

En outre le magnétiseur a encore là tout à gagner à l'appui médical. Il ne fera jamais de magnétisation sans la présence de médecin et surtout — celle-ci n'étant que rarement possible pendant toute la durée — sans celle de parents, mari, femme, père, mère, frère, sœur... du sujet. Il évitera ainsi toute insinuation malveillante, toute accusation contre son honorabilité. Maintes fois il est arrivé à des magnétiseurs d'être incriminés d'actes non accomplis, et leur cause en était discréditée d'autant.

Ils auraient certainement évité tous ces ennuis, parfois ceux de la police correctionnelle ou de la cour d'assises s'ils avaient procédé comme je leur conseille et en ne restant jamais seuls avec leurs sujets, et aussi en ne produisant pas le sommeil pour le vain plaisir de l'obtenir. *(Applaudissements.)*

CONCLUSIONS.

En résumé, ce travail se compose de deux parties : la première répondant strictement à certaines questions posées par le congrès, la seconde à d'autres en dehors, il est vrai, mais qui s'y rattachent par des liens étroits. Elles peuvent se condenser ainsi :

1° Le magnétisme a été discrédité par l'aspect charlatanesque des expériences de Mesmer et de beaucoup de ses imitateurs, par son mauvais usage et l'absence de précautions de quelques-uns de ses praticiens et par les affirmations mensongères des sujets. Cependant il faut reconnaître qu'à un moment donné, les expériences publiques — dont le besoin ne se fait plus sentir — ont forcé la science officielle, et, par suite, le grand public, à s'occuper du magnétisme. Il faut donc rendre en passant hommage aux expérimentateurs du début, Lafontaine, du Potet, Donato, Hausen.... si copiés depuis par de prétendus novateurs ;

2° Le magnétisme exige des connaissances peu variées mais spéciales, malgré son vaste domaine où l'hypnotisme n'entre que pour une faible part. Il exige un apprentissage sérieux et devra être enseigné dans des écoles *ad hoc*, analogues aux Écoles dentaires. Mais en attendant, *s'il faut* un diplôme pour que le magnétiseur ne soit pas poursuivi pour exercice illégal de la médecine, on doit en exiger un des dentistes qui en manquent, du masseur, du ventouseur, du donneur de douches !... Et d'ailleurs tous les diplômes et toutes les lois n'empêcheront jamais les malades abandonnés de la science — et il en est beaucoup — de recourir à qui leur *promet* (?) soulagement ou guérison ;

3° Le magnétisme exige de la part de celui qui l'applique un moral excellent, car il s'opère là une véritable *transfusion nerveuse*, analogue à la transfusion sanguine et qui injecte, en quelque sorte, des forces matérielles et psychiques, allant du magnétiseur au magnétisé ;

4° Le médecin ne peut exercer simultanément la médecine ordinaire et la pratique du magnétisme curatif, faute de temps. Il lui faut donc le concours du magnétiseur, tous deux ils se complètent dans bien des cas. C'est ainsi qu'ils le doivent comprendre, et la loi devra être basée sur cette idée. *(Applaudissements.)*

5° La médecine légale a besoin de magnétiseurs experts pour doser les responsabilités et essayer de discerner la simulation, grande cause d'erreur parfois inconsciente chez le sujet et presque impossible à éliminer ;

6° La suggestion thérapeutique existe : ses guérisons la démontrent ;

7° La suggestion criminelle est très problématique. On a confondu avec elle certaines *impulsions irrésistibles morbides* — vols aux étalages des boutiques par de riches mondaines hystériques, assassinats par des épileptiques.....— Tout au plus, la suggestion hypnotique répétée pourrait-elle aider au développement de ces tendances chez les dégénérés. On a encore confondu avec elle l'influence du fort sur le faible. Ce mélange bizarre de notions différentes rend *vraisemblable* (??) cette fabuleuse et récente histoire du tribunal d'Helsingborg où tous les témoins étaient suggestionnés — pourquoi pas les juges ? — ce qui est tout bonnement absurde.

Tels sont, Messieurs, les desideratas et les idées que j'ai cru devoir soumettre au Congrès. Je vous remercie de votre bienveillante attention et je vous serai surtout reconnaissant de les discuter afin de faire jaillir la lumière pour le plus grand bien de l'humanité, le soulagement de ses douleurs et son amélioration, notre but à tous ! *(Applaudissements.)*

4120. — TOURS, IMPRIMERIE E. ARRAULT ET Cie.

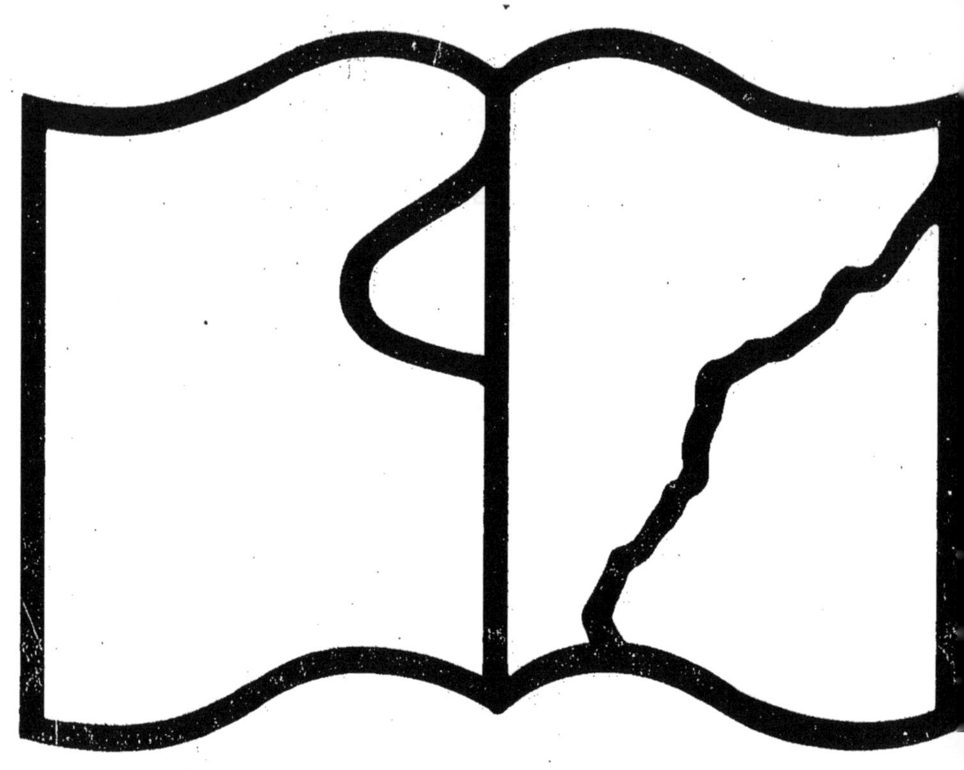

Texte détérioré — reliure défectueuse

NF Z 43-120-11

www.ingramcontent.com/pod-product-compliance
Ingram Content Group UK Ltd.
Pitfield, Milton Keynes, MK11 3LW, UK
UKHW020220200726
13856UKWH00004B/1517